OPPORTUNITÉ

DES

TRAITEMENTS HYDRIATIQUES

PENDANT

LA PÉRIODE MENSTRUELLE

PRÉCEPTES ET FORMULES A APPLIQUER

PAR **Paul DELMAS**

Lauréat de l'Académie des Sciences, Belles-Lettres et Arts,
Membre de la Société de Médecine et de Chirurgie, de la Société médicale d'Émulation,
de la Société des Sciences physiques et naturelles de Bordeaux;
Membre honoraire de l'Association médicale de la Dordogne,
Membre correspondant de la Société d'Hydrologie et de la Société de Médecine de Paris,
de la Société Académique de la Loire-Inférieure,
des Sociétés de Médecine de Lyon, Strasbourg, Toulouse, Rouen, etc.;
Inspecteur du Service hydrothérapique de l'hôpital Saint-André et Directeur
de l'Institut hydrothérapique de Longchamps, à Bordeaux.

PARIS

GERMER-BAILLIÈRE, LIBRAIRE-ÉDITEUR

17, rue de l'École de Médecine, 17

—

1877

OPPORTUNITÉ

des

TRAITEMENTS HYDRIATIQUES

PENDANT LA PÉRIODE MENSTRUELLE

OPPORTUNITÉ

DES

TRAITEMENTS HYDRIATIQUES

PENDANT

LA PÉRIODE MENSTRUELLE

PRÉCEPTES ET FORMULES A APPLIQUER

PAR Paul DELMAS

Lauréat de l'Académie des Sciences, Belles-Lettres et Arts,
Membre de la Société de Médecine et de Chirurgie, de la Société médicale d'Émulation,
de la Société des Sciences physiques et naturelles de Bordeaux;
Membre honoraire de l'Association médicale de la Dordogne,
Membre correspondant de la Société d'Hydrologie et de la Société de Médecine de Paris,
de la Société Académique de la Loire-Inférieure,
des Sociétés de Médecine de Lyon, Strasbourg, Toulouse, Rouen, etc.;
Inspecteur du Service hydrothérapique de l'hôpital Saint-André et Directeur
de l'Institut hydrothérapique de Longchamps, à Bordeaux.

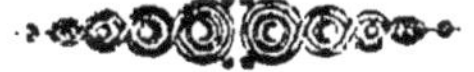

PARIS

GERMER-BAILLIÈRE, LIBRAIRE-ÉDITEUR

17, rue de l'École de Médecine, 17

1877

OPPORTUNITÉ

DES

TRAITEMENTS HYDRIATIQUES

PENDANT

LA PÉRIODE MENSTRUELLE

PRÉCEPTES ET FORMULES A APPLIQUER

§ I.

Sommaire : Discussion à la Société d'Hydrologie. — Question intéressant les malades indigentes envoyées aux eaux thermales. — Tendances fâcheuses des malades à se mettre en route pendant la période menstruelle, pour éviter une interruption dans le traitement thermal. — Notions succinctes sur l'évolution menstruelle. Indications thérapeutiques qui en découlent. — Premières conclusions.

La Société d'Hydrologie s'est occupée, en 1875, d'une question intéressant tous les médecins, je veux parler de l'opportunité du traitement hydriatique pendant la période menstruelle. M. le Dr Pradié, invoquant une longue pratique aux eaux de la Bourboule, concluait en faveur de cette opportunité. Telle ne fut pas l'opinion d'un certain nombre des membres de la Société d'Hydrologie. Les uns repoussèrent complètement cette pratique, d'autres ne l'admirent qu'à titre exceptionnel, cependant M. Pradié eut quelques timides partisans.

Cette question est si importante, et je dirai même si

intéressante au point de vue pratique, qu'il m'a paru utile d'en aborder l'examen. Placé dans le voisinage des stations thermales, sans cesse en rapport avec des malades qui s'y rendent, nous sommes plus d'une fois appelé à nous prononcer sur certaines questions de détails qui intéressent les malades auxquels nous conseillons la pratique thermale.

En faveur de son opinion, M. le Dr Pradié, a allégué la non-interruption du traitement, et par suite, l'économie de temps. Cette économie de temps est surtout importante pour les malades peu fortunées, pour celles qui sont secourues par les administrations charitables. Il est donc du plus haut intérêt pratique d'étudier, pour cette classe si nombreuse, quelles sont les conditions pratiques d'un traitement thermal pendant la période menstruelle.

Pour éviter une interruption dans le traitement, les femmes ont la mauvaise habitude de se metre en route au moment de la période menstruelle. Il est inutile de faire ressortir les inconvénients d'une pareille conduite, surtout si la malade se rend aux eaux pour une affection utérine. Il en est de même pour celles qui quittent la station dans des conditions analogues. Toutes ces précautions sont inutiles; c'est en vain que les femmes comptent pouvoir suivre le traitement sans interruption pendant un mois. Leurs calculs sont déjoués par l'effet des eaux, qui, amenant une congestion des organes internes, ont le privilége de hâter l'apparition de l'évolution menstruelle de une à deux semaines. Le traitement thermal doit donc être suspendu forcément si l'on n'admet pas son opportunité pendant la période menstruelle.

Dans ces conditions, le problème qui nous occupe devient digne d'attirer toute notre attention. Pour en faire une étude sérieuse, je crois qu'il faut distinguer deux cas.

Premier cas. — La malade est atteinte d'une affection

chronique *quelconque*, ayant laissé dans un état d'intégrité relative l'appareil ovaro-utérin.

Deuxième cas. — La malade est aux *eaux* pour une maladie de l'appareil de la génération.

Si certains préceptes sont communs et applicables à ces deux cas, les indications principales et la conduite à tenir peuvent varier considérablement.

Aujourd'hui, nous ne nous occuperons que du premier terme du problème, et, avec M. le Dr Labat (de Paris), nous poserons la question dans les termes suivants :

« Quelle sera la conduite à tenir chez une malade soumise à un traitement hydriatique pour une affection générale quelconque, au moment de l'apparition des règles ou pendant leur évolution ? »

Avant de répondre, il nous paraît opportun, à l'exemple de M. Durand-Fardel, de rappeler ici la caractéristique physiologique de ce qu'on doit entendre par *évolution menstruelle*. Il doit en ressortir des éléments sérieux d'appréciation.

L'évolution menstruelle se divise en deux périodes bien distinctes.

Pendant une première période, dite *de préparation*, l'œuf arrive à maturité, la circulation ovaro-utérine est plus active, les organes turgescents, la muqueuse utérine congestionnée et les glandes mammaires elles-mêmes participent dans une mesure variable à la poussée congestive de tout l'appareil.

D'après M. Durand-Fardel, cette période évolue silencieusement, et les médications n'auraient aucune influence fâcheuse sur son développement. Telle n'est pas notre opinion — loin de là. Sans parler ici des symptômes prémonitoires : coliques utérines, névralgies iléo-lombaires, vomissements, accidents nerveux généraux, etc., bien connus de notre savant confrère, nous pensons que de la médication hydriatique appliquée pendant cette première période de la menstruation dite *silencieuse* bien à tort, découlent souvent certains accidents observés pendant les fluxions sanguines, accidents mis trop légèrement sur le compte de l'effet nocif du traitement hydriatique appliqué pendant cette deuxième période ([1]).

Quoi qu'il en soit, nous ne faisons aucune difficulté d'admettre que, pendant la période préparatoire de *l'épistaxis utérine,* un traitement thermal quelconque est plus maniable et plus aisément applicable.

Le sang paraît; tout doit concourir à cette apparition; des limites moyennes dans lesquelles elle se meut, et dans l'absence de tout accident symptomatique, résident ce qu'on est convenu d'appeler une fluxion menstruelle normale.

L'assimilant aux autres congestions physiologiques, *intermittente* comme celle de la digestion, *continue* comme celle de la lactation, M. Durand-Fardel est d'avis de la respecter, tout comme ces dernières. Ainsi le veut, dit-il, un principe hygiénique et thérapeutique bien connu. Toutefois notre savant confrère ne peut s'empêcher d'ajouter qu'il n'existe aucune raison physiologique déterminée, de considérer le bain simple comme nuisible par lui-même pendant la période cataméniale.

Et l'on sait que des praticiens du plus grand mérite, Bouillaud, Raciborski, Depaul, etc., conseillent des bains tièdes pendant l'évolution menstruelle, quand la chose est nécessaire, voire même des médications bien plus actives.

([1]) Nous rappelons encore que, pour le moment, nous mettons de côté tous les cas pathologiques dans lesquels existe une affection ovaro-utérine déterminée.

S'il est des femmes dont la susceptibilité anormale à ce point de vue est à ménager, beaucoup rentrent dans la loi commune et n'ont pas de précautions exceptionnelles à prendre pendant la période menstruelle; quelques-unes même peuvent en tout temps se jouer de leurs règles et n'en tenir aucun compte. Mais la deuxième période de l'évolution menstruelle se divise elle-même en deux temps au point de vue spécial qui nous occupe.

Du deuxième au quatrième jour (suivant la durée moyenne totale du molimen hémorrhagique), le flux sanguin est plus ou moins susceptible de s'arrêter sous certaines influences, et cet arrêt peut retentir dans une mesure fâcheuse et variable sur l'économie.

Lorsque la fluxion sanguine est franchement établie, il est plus difficile de faire varier son cours, et dans le cas exceptionnel où un arrêt prématuré survient, à de très-rares exceptions, cette terminaison *écourtée* n'est suivie d'aucun inconvénient.

On peut donc conclure que la seule période vraiment délicate de l'évolution menstruelle est celle qui suit immédiatement l'apparition du sang menstruel. Hors de là, les précautions à prendre sont inutiles ou de moindre importance, quand il ne s'agit que de se mettre à l'abri d'une interruption hâtive. Lorsqu'il y a à craindre une fluxion cataméniale pouvant devenir hémorrhagique, la période dangereuse se trouve prolongée de un à deux jours. C'est-à-dire jusqu'après les vingt-quatre heures qui suivent l'apogée de l'épistaxis utérine.

Passé ce moment, et à moins d'imprudences exceptionnelles ou de traitement à outrance, la femme peut, sans hésiter, reprendre son traitement thermal.

En agissant ainsi, elle peut gagner de deux à quatre jours, suivant la durée moyenne de ses menstrues.

Posé dans ces limites, le problème est donc des plus

simples, et d'ores et déjà l'on peut formuler les premières conclusions suivantes :

1° Pendant la période préparatoire de l'évolution menstruelle, estimée, suivant les cas, de quatre à huit jours, des ménagements doivent être apportés dans l'application du traitement thermal en vue d'augmenter, de diminuer ou de respecter, suivant les indications, la fluxion sanguine qui va suivre;

2° Dès l'apparition des règles, on doit surveiller de près l'application de ce traitement, si l'on a opté pour la continuation, et ne se relâcher de toute sévérité qu'à la fin de la période dite dangereuse de la fluxion sanguine, période dont la durée, suivant les malades, peut être estimée de deux à quatre jours;

3° Dans les cas où l'on a opté pour la suspension du traitement hydriatique pendant l'évolution menstruelle *apparente*, on peut le reprendre avec quelques ménagements du troisième au cinquième jour de l'écoulement sanguin, suivant la durée moyenne habituelle de cette évolution.

§ II.

Sommaire. — Tendance des eaux minérales à fluxionner les organes pelviens. — Influence contraire du froid. — Précautions à prendre dans les deux cas, en vue de la continuation des traitements hydriatiques pendant la période menstruelle : au point de vue de la forme, de la durée et de la température des formules balnéaires.

Dans le précédent chapitre, nous avons étudié les caractères physiologiques de l'évolution menstruelle et fait ressortir les préceptes qu'on doit en tirer pour formuler une médication hydriatique pendant cette période.

Poursuivant notre sujet, nous avons à étudier maintenant les formules balnéaires qui pourraient être applicables pendant la menstruation : 1° au point de vue de leur forme, de leur durée et de leur température; 2° au point de vue de la minéralisation des eaux employées.

Il est parfaitement admis que les eaux minérales ont une tendance commune à augmenter la fluxion menstruelle, et tout le monde est d'accord également pour attribuer la suppression brusque du flux menstruel au refroidissement qui suit l'administration d'une douche ou d'un bain chaud.

Si donc il est possible d'éviter ce refroidissement, on peut conclure logiquement à la possibilité d'administrer un traitement thermal pendant cette période, et à plus forte raison serait-il possible dans le cas où ce traitement se réduit à l'ingestion de boissons.

Pour mieux préciser les termes du problème, passons en revue les divers modes de balnéation les plus communément adoptés.

Bains. — Ils peuvent être partiels ou généraux. Les premiers, ayant toujours une tendance fatale à rompre l'équilibre circulatoire, doivent être sévèrement proscrits, sauf le cas où l'on veut agir sur l'appareil génital dans un but thérapeutique déterminé. Mais même dans cette hypothèse, nous ne les conseillerions pas, car ils sont toujours d'un maniement dangereux et difficile pendant la période menstruelle. Il faut de même être très-sobre dans leur application pendant la période dite « silencieuse » de l'évolution menstruelle. A ce propos, qu'on nous permette un souvenir rétrospectif plein d'enseignements. Une jeune fille de quatorze ans, d'un tempérament lymphatique et d'une constitution faible, après avoir été réglée deux fois, devint aménorrhéique. De légers symptômes locaux, sensibilité à la pression au nivau des ovaires, légères irradiations douloureuses des lombes à l'hypogastre, et un sentiment de pesanteur dans le haut des cuisses apparaissaient de temps à autre et accusaient nettement la période dite silencieuse, mais sans jamais aboutir à un molimen hémorrhagique apparent. La santé était languissante, l'appétit laissait à désirer, et quoique dans de bonnes conditions hygiéniques, cette enfant s'étiolait.

Dans la pensée, fort erronée, suivant nous, que cet état général était la conséquence du défaut de l'évolution menstruelle, on prescrit des bains de siége prolongés, sulfureux et à haute température. L'enfant en prend quinze. Dès les premiers, survient une congestion ovarienne violente, bientôt suivie d'une ovarite sub-aiguë des plus rebelles. L'aménorrhée persiste et une métro-péritonite assez grave compromet l'existence de cette enfant. Longtemps après, et remise de ces accidents, Mlle X... nous fut confiée pour suivre un traitement hydrothérapique *général*. Dès les premières douches, avant même d'être arrivée à la température froide, les règles parurent; l'interruption avait duré quinze mois. Que de fois, dans des circonstances analogues, une légère excitation générale produite par une simple douche tempérée ne suffit-elle pas à réveiller l'organisme et même à imprimer un mouvement de reconstitution énergique?

En pareil cas, tout réside dans la délicatesse apportée dans l'exécution de la prescription hydriatique et dans les précautions minutieuses prises aussitôt après chaque séance balnéaire. C'est un point de la question que nous aborderons plus tard.

Nous conclurons donc à la proscription de toute application *locale* pendant la fluxion sanguine, et à son emploi très-surveillé pendant la période qui la précède.

Le bain d'eau *général* en baignoire ou en piscine est la formule balnéaire la plus communément appliquée dans presque toutes les stations thermales.

L'effet varie suivant la durée et la température. Les inconvénients sont dus au défaut de précautions à la sortie du bain, précautions qui varient suivant les détails de la formule balnéaire. Il est donc indispensable de préciser l'action des divers éléments de la formule générale *bain*, pour répondre à cette question : faut-il ou non continuer le traitement hydriatique pendant la période *apparente* de la menstruation? et, dans l'affirmative, quelles doivent être les précautions à prendre pour éviter tout accident?

Toutes choses égales d'ailleurs, le bain en baignoire est un excitant général moins intense et d'une durée plus courte que le bain de piscine. D'où précautions à prendre moins grandes dans le premier cas, et application plus facile. Après un bain, les chances de refroidissement augmentent au fur et à mesure que la température du bain se rapproche de la température physiologique du corps humain; au-dessus l'excitation calorique durable qui suit l'emploi d'un bain à thermalité très-élevée prémunit momentanément le corps contre la cause de refroidissement et celle dite « de réaction » qui suit un bain à basse température met l'organisme encore mieux à l'abri des causes de refroidissement consécutif à l'application du bain.

Par conséquent (sauf contre-indication particulière) un bain donné aux températures extrêmes sera plus facilement appliqué pendant la période dangereuse de la menstruation, que celui à la température de 33° à 35°, suivant la saison et les sujets. Dans ce dernier cas, on devra imposer à la malade l'obligation d'éviter toute transition brusque au sortir du bain.

A cet égard, nous rappellerons l'admirable organisation balnéaire que Bertrand créa de toute pièce au Mont-Dore, il y a près de quarante ans. Nous avons eu la bonne fortune en 1873 d'étudier sur place cette excellente organisation et d'en admirer les détails ingénieux. Il n'est pas inutile ici de les rappeler, car bien de nos stations pyrénéennes pourraient la prendre pour modèle. Là, au fond d'une étroite vallée ouverte seulement au nord-ouest, trop protégée au sud-est par la cime escarpée du Sancy d'où émerge la Dordogne, la moyenne de la température est toujours basse, quelquefois froide au cœur de l'été, et toujours très-variable. Malgré ces conditions climatériques déplorables, on peut faire au Mont-Dore un traitement thermal à haute température, exciter violemment la peau, provoquer des transpirations abondantes et répétées, amener dans les salles de bains, d'inhalation et aux buvettes, toute une foule de malades atteints d'affections de la gorge, de la poitrine, de rhumatismes, etc., sans qu'il en résulte le moindre inconvénient.

Tout cela est obtenu grâce à l'emploi d'une chaise à porteurs, réduite aux strictes proportions ; au sortir du lit, le malade *est obligé* de se mettre dans cette chaise, et il y est ramené dans le même équipage, quelle que soit la hauteur de l'étage auquel il réside.

Si pareil résultat est ainsi obtenu dans des affections si impressionnables aux influences cosmiques, pourquoi ne pas espérer des mêmes précautions prises dans l'application des bains généraux pendant la période menstruelle ? Nous conclurons donc en faveur de cette opportunité, à la condition de suivre la pratique inaugurée par Bertrand au Mont-Dore, pratique qu'il a établie aux yeux des malades comme une condition absolue d'admission à toutes les opérations balnéaires.

Lorsque le bain est administré à basse température, et si les conditions pathologiques le permettent, il vaut encore mieux recommander un exercice soutenu pour éviter le refroidissement et augmenter du même coup l'effet thérapeutique, en développant le mouvement physiologique provoqué, dit *réaction*. L'emploi de la chaise à porteurs étant coûteux ou inabordable pour une grande catégorie de malades, dans tout établissement thermal il faudrait réserver un promenoir chauffé pour remplir le but à atteindre.

Tout ce qui vient d'être dit s'applique de même au bain dit de vapeur, ce dernier n'étant en somme qu'un bain à plus haute température.

De même n'y aurait-il rien à ajouter à propos de la douche, si ne se présentait incidemment l'importante question de l'application du traitement hydrothérapique pendant la période menstruelle.

La durée du bain joue un rôle important, car l'état physiologique du sujet soumis au bain s'accuse en raison même de cette durée. Aussi de cet élément du problème dépendent souvent des accidents observés ; cette durée est-elle longue, et le bain à la température de 35° ou au-dessus, l'excitation nerveuse et circulatoire varie et les précautions ultérieures à prendre contre les causes de refroidissement doivent être proportionnelles. Le bain est-il à une température plus ou moins basse et sa durée longue, le refroidissement immédiat est plus considérable, la réaction consécutive s'établit difficilement, et si, faute de comprendre le danger de la situation, un exercice proportionnel ne vient réveiller ou développer une réaction trop lente à s'établir, des accidents sont inévitables. Le plus souvent un arrêt brusque de la menstruation, suivi ou non d'accidents de congestion ovaro-utérine ou de la moelle épinière, sont à redouter. D'autres fois, quand ces causes de refroidissement se renouvellent et que la menstruation n'est pas supprimée, il peut survenir des congestions ovaro-utérines persistantes ou de véritables hémorrhagies. Mais le fait de l'innocuité de l'application d'un bain à basse température administré pendant la période menstruelle, dans de bonnes conditions déterminées, n'en reste pas moins acquis.

Il nous paraît utile d'aborder le sujet au point de vue particulier de la médication hydrothérapique.

Plusieurs cas peuvent se présenter.

Premier cas. — La malade débute à peine, et pour ce motif elle est encore à l'eau tempérée.

Deuxième cas. — Pour obéir à une indication thérapeutique, la douche ou l'affusion sont toujours tempérées ou remplacées par des douches écossaises.

Troisième cas. — La malade est aguerrie et soumise depuis un certain temps à une médication hydrothérapique à basse température.

Quelle sera la conduite à tenir dans ces divers cas?

Tout d'abord, nous ne parlerons pas des personnes pusillanimes et manifestant une frayeur exagérée à l'idée seule de se mouiller pendant la période menstruelle ; l'impression morale pourrait à elle seule amener des désordres qu'on n'hésiterait pas à mettre sur le compte de la médication ; il est donc plus sage de ne pas insister.

Si, au contraire, la malade est résolue et confiante dans la direction médicale, si ses antécédents démontrent qu'elle n'offre pas de susceptibilités exagérées, alors on peut agir sans crainte dans certaines conditions déterminées utiles à préciser.

Il n'est pas rare aussi de voir les premières douches amener prématurément la fluxion menstruelle. Dans ce cas, la malade étant encore novice, ne s'est pas toujours assez bien pénétrée de l'importance des précautions à prendre après chaque séance hydrothérapique, et il vaut mieux conseiller une suspension du traitement. Mais si huit à dix jours se sont écoulés avant cette apparition, rien n'empêche de continuer le traitement en se conformant aux recommandations faites précédemment, à savoir : écarter toute cause de refroidissement et développer le mouvement de réaction. Avec ces précautions, on est à l'abri de tout accident. Cependant, il est quelques faits rares, où malgré toutes les précautions prises, la période menstruelle subit une variation en plus et plus souvent en moins, soit comme quantité, soit surtout comme durée. Fleury a nié le fait et a accusé un défaut accidentel dans l'administration de la douche. La chose est possible, quoique nous en doutions. Toutefois, comme il ne survient jamais d'accidents consécutifs, il n'y a pas lieu d'en tenir grand compte.

Il n'est pas possible, dans cet article de généralités, d'entrer dans le détail des applications hydrothérapiques convenant le mieux pendant la période menstruelle. Il est évident qu'il faut alors redoubler de surveillance, appor-

ter beaucoup de ménagement dans les doses : température,
durée et forme, et disposer d'un personnel parfaitement
dressé et surtout bien dirigé.

Les considérations précédentes ne sont pas toutes applicables aux cas pathologiques dans lesquels il existe une
affection quelconque des organes génitaux simple ou
syptomatique de la maladie principale. Il existe pour elles
des préceptes spéciaux sur lesquels nous reviendrons une
autre fois lorsque nous aborderons le même sujet à ce
nouveau point de vue.

Pour le moment, bornons-nous à affirmer les ressources
précieuses qu'on peut tirer de l'hydrothérapie appliquée
dans plusieurs maladies utérines, pendant la période
menstruelle.

Après avoir passé en revue l'emploi de l'eau en bain et
en douche à des températures variables pendant la période
menstruelle, il nous reste à examiner l'opportunité du
traitement thermal réduit à l'usage de l'eau en boisson.

L'influence de la température du liquide ingéré (abs-
traction faite pour le moment de ses qualités minérales)
est identique à celle de l'eau administrée à l'extérieur. Il
faut donc, pendant la période menstruelle, apporter une
certaine modération à l'ingestion de l'eau en boisson.
Est-elle à basse température, on doit la relever légèrement; ou, si en procédant ainsi on craint de l'altérer,
diminuer ou fractionner la dose.

Est-elle à température très-élevée, même précepte ayant
pour but de se rapprocher de la température physiologique ou d'éviter à l'économie une impression trop brusque.

Il nous reste maintenant à examiner la part d'influence
qui revient à la minéralisation.

§ III.

Dans les deux chapitres précédents, nous avons étudié l'action des eaux minérales et de l'hydrothérapie pendant la période menstruelle, au point de vue de la durée, de la forme et de la température.

A présent, il nous reste à examiner la part d'influence qui revient à la minéralisation. Cette étude est assez difficile, et demande une revue clinique des principaux types d'eaux minérales. Les éléments connus pour un pareil travail sont encore très-incomplets. Jusqu'à ce jour, l'immense majorité des médecins des stations thermales a reculé devant la responsabilité, exagérée selon nous, qu'ils encourraient dans de pareilles tentatives; et, malheureusement, on ne s'est pas assez préoccupé de recueillir et de nous faire connaître les cas partiels dans lesquels les malades ont, involontairement ou par inadvertence, enfreint les prescriptions médicales.

La discussion qui a eu lieu au sein de la Société d'Hydrologie, l'année dernière, sur ce sujet est l'élément d'information le plus sérieux [1]. Nous puiserons nos conclusions dans ce document et dans les résultats fournis par notre pratique personnelle.

M. le Dr Pradier, l'auteur du mémoire, point de départ

---

[1] *Annales de la Société d'Hydrologie,* p. 59 et suivantes, t. XX. 1874-75.

de la discussion, affirme que pendant une pratique de sept années à *la Bourboule*, il a employé les bains et fait continuer l'eau de la Bourboule en bains et en boissons à toutes ses malades pendant la période menstruelle, sans avoir jamais observé le moindre accident. Il est vrai qu'un de ses collègues de la même station, M. Château, blâme cette pratique et cite à l'appui trois accidents, dont un caractérisé par une métro-péritonite partielle. On pourrait objecter que ces exemples ne sont pas absolument probants; car, les femmes ayant enfreint la prescription médicale de M. Château n'avaient reçu aucune recommandation spéciale pour continuer leur traitement thermal pendant la *période dangereuse* des règles et deux d'entre elles, au moins, présentaient des lésions chroniques des organes pelviens; elles rentraient donc *à priori* dans la catégorie des malades chez lesquelles, d'après M. le Dr Pradier, la médication thermale ne doit pas être continuée pendant la période menstruelle.

Les eaux de la Bourboule sont bicarbonatées et chlorurées sodiques, fortement arsenicales et à thermalité élevée.

Si ces eaux peuvent être impunément administrées, il est possible de conclure par analogie que la classe nombreuse des bicarbonatées et des chlorurées-sodiques simples peut être conseillée dans des circonstances analogues.

M. Durand-Fardel, médecin à *Vichy*, sans conclure contre la méthode de M. Pradier, ne fournit aucun fait ni pour ni contre; mais se fondant sur ce précepte thérapeutique général qui veut que les congestions physiologiques intermittentes ou continues soient toujours respectées dans leur évolution, il penche pour l'abstention *restreinte*, c'est-à-dire pendant la période dangereuse de la menstruation, du troisième au cinquième jour, suivant la durée totale habituelle. Il connaît cependant plusieurs confrères de Vichy qui suivent les errements de M. Pradier, mais ils n'ont pas encore fait connaître les résultats de leur pratique.

Nous sommes mieux fixés en ce qui concerne les eaux sulfatées calciques, simples ou ferrugineuses. A *Forges-les-Bains* et à *Luxeuil*, on n'interrompt pas le traitement thermal. M. Delacroix, inspecteur des eaux de Luxeuil, suspend la douche et fait continuer les bains. M. Martin-Lauzer, médecin à la même station, va plus loin, il prescrit les bains de Luxeuil contre les hémorrhagies menstruelles pendant leur apparition. M. Billout, médecin de la même station, prescrit également le traitement thermal pendant la période menstruelle, et même dans certains états pathologiques de l'organe utérin, comme la dysménorrhée.

A *Plombières*, dont les eaux ont tant de rapport avec celles de Luxeuil, sauf une thermalité plus élevée et partant une action excitante plus énergique, M. Verjon, inspecteur de cette station, proscrit le traitement thermal pendant la période menstruelle ; mais il a remarqué que les femmes de l'hôpital dont le temps est si parcimonieusement compté, n'hésitent pas à reprendre le traitement thermal avant la fin des règles. Souvent il a vu chez elles une recrudescence dans l'écoulement et quelquefois une véritable hémorrhagie. Si l'on songe que les eaux de Plombières ont une thermalité très-élevée (68° à 76° centigrades), et que les indigentes, pressées par le temps, ont de la tendance à exagérer leurs pratiques balnéaires, quoi d'étonnant de noter quelques accidents de ce genre. Sans nul doute, conseillées par le savant inspecteur de Plombières, et surtout mises dans l'impossibilité d'exagérer les pratiques balnéaires, ces malades pourraient très-avantageusement continuer leur traitement pendant la période menstruelle. Nous désirons vivement que notre confrère se départant de sa réserve, aborde hardiment cette pratique thermale, et nous en fasse connaître les résultats.

En ce qui concerne la région pyrénéenne, les stations principales qui offrent des analogies avec les précédentes sont Dax, Capvern et Bagnères-de-Bigorre. Les eaux de ces trois stations sont des sulfatées calciques. Pour *Capvern*, nous n'avons pas de renseignements précis. A *Dax*, on n'hésite pas, au Grand Établissement Thermal, à reprendre le traitement vers la fin des règles. Sa continuation pendant toute la période menstruelle n'a pas encore été soumise à une expérience suffisante pour qu'il soit permis de poser des conclusions définitives. A *Bagnères-de-Bigorre,* où il a exercé pendant dix ans, et aux *Eaux-Chaudes,* où il est inspecteur depuis quinze ans, M. Lemonnier a vu souvent les paysannes atteintes d'accidents plus ou moins graves pour avoir continué le traitement pendant la période menstruelle. Nous ferons à notre confrère la même objection qu'à M. Verjon. Il faut avant tout accuser le défaut de précautions prises soit pendant, soit surtout après l'administration des eaux.

La classe pauvre fréquente les eaux à la fin et au commencement des saisons. La température atmosphérique est en général assez basse et surtout très-variable pendant les mois de mai, juin, septembre et octobre, et les causes de refroidissement nombreuses. De là, l'origine probable de la plupart des accidents quand il s'agit de suppression; les hémorrhagies doivent avoir plutôt pour cause l'exagération outrée d'un traitement fait le plus souvent sans aucun guide. Modifiez ces conditions diverses toutes déplorables, et les accidents seront très-rares ou

sans importance, toutes les fois que des conditions pathologiques particulières ne viendront pas modifier exceptionnellement le précepte général.

Ainsi donc, l'on peut conclure que le traitement
balnéaire avec les eaux sulfatées calciques ou les eaux
ferrugineuses, même à thermalité élevée, est possible
pendant la période menstruelle.

En est-il de même avec les *eaux sulfureuses?* Cette
question nous intéresse d'autant plus vivement, que nous
sommes dans le voisinage de la région hydrologique
sulfureuse la plus riche et la plus fréquentée du monde
entier.

L'action congestive que possèdent toutes les eaux minérales en général sur les organes pelviens est encore
plus accusée dans les eaux sulfureuses. Aussi, plusieurs
médecins ayant exercé successivement dans des stations
d'eaux sulfatés calciques, puis dans des stations d'eaux
sulfureuses, ont fait la remarque que les accidents étaient
bien plus fréquents dans ces dernières.

Ainsi, M. Billout, à Luxeuil (eau sulfatée calcique thermale ferrugineuse) conseillait le traitement pendant la
période menstruelle, à *Saint-Gervais* (eau chlorurée sodique sulfureuse) la même pratique a été suivie d'accidents; il a dû y renoncer. Le plus souvent il survenait
des hémorrhagies; plus rarement des suppressions.

A *Forges-les-Bains* (eau ferrugineuse), M. Caulet suivait
avec avantage la pratique de M. Billout à Luxeuil; à *Saint-
Sauveur* (eau sulfurée calcique et sodique thermale) notre
confrère a observé souvent des suppressions du flux
menstruel.

M. Moutard-Martin invoquant des faits recueillis à Néris,
Plombières et dans quelques stations sulfureuses, affirme
que ces eaux ont plutôt la tendance à diminuer qu'à

augmenter l'évolution menstruelle; pour lui, l'inopportu-
nité du traitement thermal pendant la période menstruelle
n'est pas encore absolument démontrée.

M. Pidoux a étudié plus particulièrement l'action des
eaux sulfureuses en boisson à la station sulfurée sodique
et calcique thermale des Eaux-Bonnes.

La plupart des malades de cette station sont prédis-
posées aux hémoptysies (aggravation ou retour) aux appro-
ches ou pendant l'évolution menstruelle. Notre savant
confrère a constaté maintes fois l'action éminemment
congestive de ces eaux prises en boisson sur les organes
pelviens. Pour ces divers motifs et suivant les cas, il dimi-
nue ou supprime tout à fait le traitement thermal pendant
la période menstruelle.

Des opinions divergentes qui précèdent, il nous paraît
ressortir ces deux faits, que la question, jugée favorable-
ment pour les eaux sulfatées calciques, reste encore pen-
dante en ce qui concerne les eaux sulfureuses. Faisons
des vœux pour que tous nos confrères des stations sulfureuses des Pyrénées fassent connaître les faits cliniques
que le hasard met entre leurs mains, par suite des tentatives extra-médicales de leur clientèle, et, avant de
rejeter complètement cette pratique thermale, il nous
paraît utile de se livrer avec prudence à quelques essais.

On devra tenir grand compte des deux circonstances suivantes : la première, que presque toutes nos stations sulfureuses des Pyrénées étant placées au fond de gorges étroites
et à une altitude élevée, il y fait souvent un temps froid,
variable, et les causes de refroidissement y sont toujours à
redouter.

La seconde, que les eaux sulfureuses ont une action
congestive plus puissante sur les organes ovaro-utérins
que les autres eaux minérales, d'où la nécessité d'apporter

une surveillance plus rigoureuse et plus de ménagement dans le dosage et le mode d'administration du traitement balnéaire et dans les soins consécutifs.

A ces deux conditions, nous pensons que le traitement balnéaire aux stations sulfureuses est possible pendant la période menstruelle. Quant à l'utilité de cette pratique, elle est de toute évidence dans certains cas. Il reste à passer en revue la classe des eaux chlorurées sodiques, puis nous terminerons cette étude par celle des bains de mer. Cette dernière est encore pour nous du plus grand intérêt, eu égard à notre situation géographique privilégiée.

Se fondant sur l'action excitante bien connue des eaux *chlorurées sodiques fortes* sur le système nerveux et sur la circulation, M. Labat (de Paris) conseille l'abstention pendant la période dite dangereuse des règles. Toutefois, notre confrère ne peut s'empêcher de conclure que le principal danger réside plutôt dans les chances de refroidissement que partout ailleurs; de sorte que cet obstacle levé, l'interdiction ne devrait plus être aussi absolue à ses yeux. Si l'on considère, d'autre part, l'immunité de la pratique de M. Pradier aux eaux de la Bourboule, dont la minéralisation bicarbonatée et chlorurée sodique va jusqu'à sept et huit grammes par litre, et dont la température s'élève à 56°, on conviendra avec nous que des chlorurées sodiques bicarbonatées thermales comme Wiesbaden ou froides comme Manheim, Cannstatt, Hombourg et des chlorurée sodiques simples et froides comme Salin, Pouillon, Moustier, etc., peuvent tout aussi bien être prescrites, en apportant dans les dosages et les modes d'administration tous les ménagements exigés suivant les lieux, la température et la susceptibilité de chaque malade.

Il nous reste à parler des *bains de mer*. Personne n'i-

gnoré que les femmes des pêcheurs et les baigneuses des
établissements thermaux ou hydrothérapiques n'hésitent
pas, quoique étant dans la période menstruelle, à se
mouiller plus ou moins, ou à séjourner dans une étuve; le
fait n'étant pas journalier, on ne peut ici invoquer l'habitude, pour expliquer l'innocuité de ces pratiques. Mais il est
bon de noter que toutes ces femmes, astreintes à un travail actif, souvent même assez pénible, sont par cela même
à l'abri de tout refroidissement consécutif. Là réside le
secret de l'immunité dont elles paraissent jouir plus spé-
cialement que la généralité des malades.

Contrairement donc à l'opinion de M. Foubert, nous
pensons que pendant la période menstruelle il est possible
de prendre des bains de mer sans accident, surtout les
bains à la lame, comme le font pratiquer certains médecins
allemands, au dire de M. Labat (de Paris). Mais, pour
être exempte de tout danger, une pareille pratique doit être
rigoureusement formulée. Dans aucun cas, la durée du
bain ne doit dépasser *une à deux minutes* au maximum,
dans l'hypothèse même où, en dehors de la période
menstruelle, cette durée va en moyenne de quatre
à cinq minutes; aussitôt après le bain, frictions éner-
giques, marche rapide et soutenue pendant vingt à trente
minutes.

A ces conditions, une malade ni prédisposée ni
atteinte de congestion ou d'hémorrhagie utérine, et chez
laquelle les organes du petit bassin sont dans l'intégrité,
peut suivre cette pratique sans inconvénient. M. Foubert,
qui proscrit les bains de mer, a constaté que les femmes en
pleine période menstruelle, se promenant pieds nus dans
le sable mouillé, n'en éprouvaient aucun mauvais effet.
Cette pratique nous paraît bien autrement imprudente que
celle des bains généraux d'immersion à la lame.

Il n'est pas besoin d'ajouter que si le bain peut être

supporté, la douche générale est encore plus aisément maniable, car elle a moins de tendance à congestionner les organes du petit bassin et elle expose moins que le bain au refroidissement consécutif; en un mot, réaction plus facile.

De cette étude, découlent les conclusions générales suivantes :

1° Les traitements thermaux, la médication hydrothérapique et les bains de mer sont applicables pendant la période menstruelle, dans la généralité des cas; même, mais plus exceptionnellement chez les malades atteintes d'affections congestives ou hémorrhagiques des organes pelviens;

2° La seule période vraiment dangereuse des règles et exigeant des précautions plus grandes est celle qui va du deuxième au quatrième jour, suivant les malades;

3° Le danger réside presque exclusivement dans le refroidissement consécutif à l'opération balnéaire. Toutes choses égales d'ailleurs, le bain isolé expose plus que le bain de piscine, et surtout la douche; une application longue, ainsi qu'une température élevée plus que celle au-dessous de 25°; enfin, un bain en baignoire est de toutes les pratiques balnéaires celle qui exige le plus de surveillance et de précaution après son administration;

4° La minéralisation ne semble jouer un certain rôle qu'au point de vue de la congestion ou des hémorrhagies consécutives; les eaux hyperthermales ou à très-basse température ont le plus d'effet; les sulfureuses que les chlorurées sodiques fortes ou les bicarbonatées; puis viennent les ferrugineuses et les sulfatées calciques comme ayant le moins d'influence sur la circulation du petit bassin.

5° Toutefois, ces dernières possèdent une excitabilité

sui generis, une action stimulante, nerveuse et circulatoire qu'on ne retrouve plus dans l'eau de mer et surtout dans l'eau simple, quelle que soit la température à laquelle peuvent être administrées ces dernières; de sorte que la méthode hydrothérapique est de toutes les pratiques balnéaires, celle qui se manie le plus aisément pendant la période menstruelle.

Fleury, rendons-lui pleine justice, a, le premier, vulgarisé cette pratique, mais en la formulant d'une manière par trop absolue.

Dans un autre travail, nous reprendrons la question à un autre point de vue, bien autrement important. Nous nous bornons à le formuler ici dans la proposition suivante :

Étant donnée une affection utérine, quelle doit être la conduite à tenir pendant la période menstruelle chez une femme soumise à une médication hydriatique?

Nous examinerons les avantages inappréciables qu'on peut retirer de cette médication pendant la période menstruelle.

Bordeaux. — Imp. Duverdier et Cie (Durand, dirr), rue Gouvion, 7

OUVRAGES DE L'AUTEUR

En vente chez **GERMER-BAILLIÈRE**, libraire-éditeur, rue de l'École-de-Médecine, 17, Paris

Recherches historiques et critiques sur l'emploi de l'eau en médecine et en chirurgie. Thèse. In-8º de 184 p. Paris, 1859.

Mémoire sur l'anatomie et la pathologie du mamelon dans leurs rapports avec l'allaitement, 1860.

Des procédés mis en usage au début d'un traitement hydrothérapique, 1861.

Premier compte-rendu de la clinique de l'Institut hydrothérapique de Longchamps, à Bordeaux, 1861.

Deuxième compte-rendu de la clinique de l'Institut hydrothérapique de Longchamps, 1863.

Troisième compte-rendu clinique de l'Institut de Longchamps, 1863.

Observation d'un cas qu'on pourrait nommer crampes des tailleurs d'habits, ou plutôt des ouvriers qui se servent de l'aiguille, 1864.

De la pulvérisation. Examen des débuts de la nouvelle méthode thérapeutique de M. Sales-Girons, 1865.

Six observations d'ataxie locomotrice, clinique de l'Institut de Longchamps. 1865.

Trois observations à propos de l'emploi de l'hydrothérapie à titre de médication adjuvante et complémentaire des mercuriaux et des iodures dans la syphilis, 1866.

Coup d'œil général sur la nature, les causes et le traitement du rhumatisme, et en particulier de l'emploi de l'hydrothérapie dans cette affection, 1866.

Note pour servir à l'histoire de l'hydrothérapie moderne, 1867.

Étude pratique sur l'hydrothérapie. Quatrième compte-rendu clinique de l'Institut de Longchamps, 1867.

Recherches expérimentales sur l'absorption des liquides à la surface et dans la profondeur des voies respiratoires, par MM. Paul DELMAS et Louis SENTEX. (Mémoire couronné par l'Académie des Sciences, Belles-Lettres et Arts de Bordeaux. Prix de physiologie, 1867.) 1869.

De l'hydrothérapie à domicile, précédée de quelques considérations générales sur la théorie physiologique de cette méthode de traitement. Paris, 1869.

DAX. — Ses Eaux, ses Boues, premier compte-rendu clinique des *Thermes de Dax*, par MM. les fondateurs Paul Delmas et Lucien Larauza; extrait des annales de la Société d'hydrologie de Paris, 1872.

Étude comparative sur les Stations de Boues minérales françaises et allemandes. par MM. Paul Delmas et Lucien Larauza, 1872.

Trois observations de sujets mordus par des chiens soupçonnés d'être enragés et traités par les bains de vapeur et les purgatifs répétés, suivies d'une analyse des travaux récents faits sur la rage et sur une théorie nouvelle de cette affection. (Extrait de la clinique hydrothérapique de Longchamps.) 1873.

Des Paraplégies hyperémiques et ischémiques traitées par l'hydrothérapie, 1875.

Bordeaux. — Imp. Duverdier et Cie (DURAND, directeur), rue Gouvion, 7.